Nona Rahmaida Puetri
Marlinda Marlinda

O Efeito do Extrato Etanólico das Folhas de Lannea grandis Engl.

Nona Rahmaida Puetri
Marlinda Marlinda

O Efeito do Extrato Etanólico das Folhas de Lannea grandis Engl.

Na alteração dos níveis de açúcar no sangue de ratos Wistar induzidos por Alloxan

ScienciaScripts

Imprint

Any brand names and product names mentioned in this book are subject to trademark, brand or patent protection and are trademarks or registered trademarks of their respective holders. The use of brand names, product names, common names, trade names, product descriptions etc. even without a particular marking in this work is in no way to be construed to mean that such names may be regarded as unrestricted in respect of trademark and brand protection legislation and could thus be used by anyone.

Cover image: www.ingimage.com

This book is a translation from the original published under ISBN 978-620-2-05161-3.

Publisher:
Sciencia Scripts
is a trademark of
Dodo Books Indian Ocean Ltd. and OmniScriptum S.R.L publishing group

120 High Road, East Finchley, London, N2 9ED, United Kingdom
Str. Armeneasca 28/1, office 1, Chisinau MD-2012, Republic of Moldova, Europe
Printed at: see last page
ISBN: 978-620-7-63305-0

ÍNDICE

FOREWORDS

Agradeço aos investigadores que concluíram a investigação e redigiram o relatório da RISBINKES intitulado "O efeito do extrato etanólico das folhas de Kuda-kuda *(Lannea grandis Engl.)* nas alterações dos níveis de açúcar no sangue de ratos Wistar induzidos por Alloxan". Apesar disso, ainda é necessária mais investigação para conhecer o princípio da administração de um extrato etanólico de folhas de kuda-kuda a pessoas saudáveis.

A cooperação com a Lambert Academy Publishing (LAP) é necessária e contínua para publicar um relatório de investigação da Loca Biomedical Research and Development de Aceh num livro. Esperamos que todos os relatórios de investigação possam ser publicados em editoras nacionais e internacionais.

Esperemos que este relatório de investigação possa ser benéfico para todos.

Fahmi Ichwansyah, S.Kp, MPH, Ph.D

Diretor da Loca Biomedical Research and Development de Aceh

PREFÁCIO

Bismillahirrahmaanirrahiim...

Alhamdulillah, o escritor louva e agradece à presença de Allah SWT, que tem ajudado e dado orientação. Sem esquecer o Shalawat e as saudações ao Profeta Muhammad SAW que tem lutado pelo Islão e nos tem guiado no caminho de Allah SWT. Por tudo isto, o escritor pode terminar a investigação e escrever o relatório da RISBINKES intitulado "O efeito do extrato etanólico das folhas de Kuda-kuda *(Lannea grandis Engl.)* nas alterações dos níveis de açúcar no sangue de ratos Wistar induzidos por Alloxan".

O autor apercebeu-se de que a investigação e a redação deste relatório não escapam à orientação de várias partes. Por conseguinte, nesta ocasião, o autor gostaria de agradecer profusamente a:

1. O Diretor da Loca Biomedical Research and Development de Aceh por toda a sua ajuda e apoio para concluir este relatório.

2. A Dra. Ani Isnawati, Apt, M. Kes. e a Sra. Dra. Marjani Susilowati, M.Sc., que foram pacientes na orientação do autor.

3. Comité de Investigação para o Desenvolvimento da Saúde, que facilitou o trabalho do autor neste estudo.

4. Pessoal do Laboratório de Química da Faculdade de Ciências e da Faculdade de Veterinária da Universidade Syiah Kuala que participou nesta investigação.

5. Família e equipa de implementação da investigação, bem como a todos os amigos da Loca Biomedical Research and Development de Aceh que ajudaram na preparação deste relatório.

O autor também gostaria de agradecer a todas as partes cujos nomes não podem ser mencionados um a um pela ajuda e serviços prestados. Os autores apercebem-se de que este relatório tem ainda muitas lacunas. Por conseguinte, os autores esperam os conselhos e as críticas dos leitores para melhorar o relatório no futuro.

Cumprimentos ao autor

RESUMO EXECUTIVO

A diabetes mellitus (DM) é uma doença que ocorre quando os níveis de açúcar no sangue aumentam devido a uma deficiência ou resistência à insulina.

Segundo o Riskesdas, em 2013, a prevalência da diabetes na Indonésia é de 2,1%, o que revela um aumento de 1,1% em relação a 2007. O mesmo aconteceu com os doentes com DM em Aceh, que em 2007 era de 1,7% e aumentou 1,8% em 2013. Os padrões de consumo das sociedades actuais podem ser a causa da diabetes, como é o caso da alimentação excessiva/excesso de peso, do pouco exercício físico e da pós-gravidez. A doença da DM deve ser a principal prioridade dos serviços de saúde, porque tem claramente impactos negativos, como a diminuição da qualidade dos recursos humanos, especialmente em resultado das doenças crónicas que provocam.

Vários estudos demonstraram que as complicações da diabetes tipo 2 podem ser prevenidas através do controlo optimizado da DM de um doente com o controlo do nível de açúcar no sangue. As folhas de Kuda-kuda *(Lannea grandis* Engl.) contêm compostos flavonóides que, alegadamente, podem reduzir os níveis de açúcar no sangue.

A investigação foi realizada com o título "O efeito do extrato etanólico das folhas de Kuda-kuda *(Lannea grandis Engl.)* nas alterações dos níveis de açúcar no sangue de ratos Wistar induzidos por Alloxan". A investigação foi realizada no Laboratório da Faculdade de Ciências Químicas, no Laboratório de Experimentação Animal do Centro de Investigação e Desenvolvimento Biomédico de Aceh e no abrigo de Experimentação Animal FKH Unsyiah. Esta investigação foi experimental e utilizou um desenho de grupo controlado pré e pós-teste, utilizando 25 amostras de ratos Wistar machos. Os tratamentos foram P1 (aquabidest como controlo negativo), P2 (metformina 250 mg como controlo positivo), P3 (50 mg de extrato de folhas de Kuda-kuda), P4 (100 mg de extrato de folhas de Kuda-kuda) e P5 (150 mg de extrato de folhas de Kuda-kuda). Os dados obtidos serão analisados pelo teste ANOVA.

Os resultados mostraram que houve um efeito da administração do extrato de folhas de kuda-kuda *(Lannea grandis* Engl.) nas alterações dos níveis de açúcar no sangue dos ratos. A medição dos níveis de glicose no sangue no primeiro pós-teste mostrou que, com uma dose de 100 mg/KgBW, o extrato de folhas de kuda-kuda *(Lannea grandis Engl.)* tem a maior eficácia do que os outros, incluindo a metformina como controlo positivo. Enquanto que o pós-teste 2 mostra que o extrato de folhas de kuda-kuda *(Lannea grandis Engl.)* com uma dose de 150 mg/KgBW demonstra a maior eficácia em comparação com os outros, incluindo a metformina como controlo positivo. Esta diminuição é devida ao teor de compostos flavonóides contidos.

RESUMO

Antecedentes: A diabetes mellitus (DM) é uma doença médica que consiste num conjunto de sintomas causados por níveis elevados de açúcar no sangue (glucose) devido a uma deficiência ou resistência à insulina. Esta doença é reconhecida há muito tempo, especialmente em pessoas com excesso de peso (obesas) e com um estilo de vida elevado. Em 2007, a prevalência de DM na Indonésia era de 1,1% e em 2013 registou-se um aumento para 2,1%. Aceh está entre as 10 províncias acima da prevalência nacional. Riskesdas 2007 mostrou a prevalência de DM em Aceh ascendeu a 1,7%, este valor de prevalência aumentou em 2013 para 1,8%. Este estudo teve como objetivo determinar as alterações nos níveis de açúcar no sangue após os ratos terem recebido o extrato da folha de kuda-kuda *(Lannea grandis* Engl.).

Métodos: Este estudo é experimental e o desenho da investigação é um desenho de grupo controlado pré e pós-teste. Com uma amostra de 25 ratos Wistar machos. O estudo foi realizado de fevereiro a outubro de 2016 no laboratório de ensaio de animais de investigação e desenvolvimento biomédico de Loka Aceh, no laboratório químico da Faculdade de Matemática e Ciências e no laboratório de ensaio de animais da Faculdade de Veterinária da Universidade Syiah Kuala.

Resultados: Há um efeito do extrato da folha de kuda-kuda *(Lannea grandis* Engl.) para diminuir os níveis de açúcar no sangue antes do tratamento e após o tratamento com valor $\alpha < 0,05$.

Palavras-chave: Diabetes mellitus, Açúcar no sangue, Extrato de folha de kuda-kuda *(Lannea grandis* Engl.)

CAPÍTULO 1
INTRODUÇÃO

A. Antecedentes

A diabetes mellitus (DM) é uma doença caracterizada por hiperglicemia (níveis elevados de glicose no sangue) devido a uma deficiência ou resistência à insulina. A doença é conhecida há muito tempo, especialmente em pessoas com excesso de peso (obesas) e com um estilo de vida elevado. Na realidade, a DM torna-se uma doença cuja prevalência aumenta todos os anos, tornando-se também um fardo de saúde pública, generalizado e até mesmo causa de morte[1] .

Com base no Riskesdas 2007, a prevalência de DM na Indonésia é de 1,1%[2] e em 2013 registou-se um aumento para 2,1%[3] . Vários estudos epidemiológicos na Indonésia mostram que o número de pacientes com DM é de 1,5% - 2,3%, o que ocorre em pessoas com mais de 15 anos de idade[4] . Os dados do Riskesdas 2013 também ilustram que o aumento da prevalência da DM é afetado pelo aumento da idade e tende a ser maior nas pessoas com um nível de educação elevado. Quando considerados por local de residência, 2,5% residem em áreas urbanas.[2] A prevalência de DM em Aceh é uma das 10 províncias de prevalência nacional. Riskesdas 2007 mostrou que a prevalência de DM em Aceh é de 1,7%, e o número aumentou em 2013 para 1,8%[5] .

Com base nos dados epidemiológicos actuais, o número de diabéticos em todo o mundo atingiu 200 milhões de pessoas e prevê-se que aumente em mais de 330 milhões em 2025. Este aumento deve-se ao aumento da taxa de esperança de vida e ao elevado crescimento da população, juntamente com um aumento das taxas de obesidade associado à urbanização e à dependência de alimentos processados.[6]

Existem dois tipos de diabetes mellitus. A diabetes tipo I / diabetes juvenil é mais frequentemente observada em crianças e jovens adultos e a diabetes tipo 2 desenvolve-se principalmente em adultos. Os sintomas da diabetes incluem: sede excessiva (polidipsia), urinar frequentemente (poliúria), especialmente à noite, fome frequente (polifagia), perda de peso rápida, fraqueza, formigueiro nas mãos e nos pés, comichão, visão turva, impotência, cortes/contusões que demoram a cicatrizar, corrimento vaginal, doenças de pele causadas por infecções fúngicas e mulheres que dão à luz frequentemente bebés grandes, com peso superior a 4 kg. Os doentes a quem foi diagnosticada diabetes por um médico são classificados como diabéticos. Noutros casos, trata-se de doentes a quem nunca foi diagnosticada diabetes, mas que, no último mês, apresentaram sintomas como fome frequente, sede excessiva, micção frequente e perda de peso.

Um dos medicamentos utilizados no tratamento da diabetes mellitus é a metformina. A metformina é um fármaco que pertence à classe das biguanidas, onde não estimula a secreção de insulina e nunca provoca hipoglicémia. O modo de atuação destes fármacos em geral: diminuição da absorção de glicose no intestino, aumento da velocidade de captação de glicose no músculo, diminuição da gluconeogénese no coração, aumento da utilização da glicose pela glicólise anaeróbia e pela glicólise intracelular, aumento da captação de insulina e da depuração de insulina e aumento do número de receptores de insulina.[8]

A utilização de plantas como medicina tradicional é amplamente utilizada pelos indonésios. Porque, para além de serem baratos e fáceis de obter, os medicamentos tradicionais têm menos efeitos secundários nocivos do que os medicamentos químicos[9]. Há muitos medicamentos tradicionais indonésios que ainda não foram estudados, em particular os derivados de plantas[10]

Sabe-se que algumas plantas têm um efeito hipoglicémico, por exemplo, extractos de Daluman *(Cycllea barbata)*, extrato de cálice de rosela *(Hibiscus sabdariffa* L.), extrato de *Lannea coromandelica*.[11,12,13] Compostos flavonóides contidos em extractos de plantas que actuam como antidiabéticos.[11]

A Lannea grandis Engl. é sinónimo da *Lannea coromandelica* (Houtt.) Merr. que é uma das plantas mais bem cultivadas quando plantada em zonas de planície até à zona montanhosa a uma altitude de 750 metros acima do nível do mar. Esta planta é muito fácil de cultivar em áreas com climas áridos, solo solto, quando a estação seca perde todas as suas folhas. Assim, apenas os ramos e galhos que podem ser vistos. Na estação das chuvas, as plantas sem folhas começam a brotar de novo, seguindo-se o crescimento de novas folhas e depois a floração. Com base na investigação, verificou-se que os caules e as folhas contêm saponinas, flavonóides e taninos[13,1] 4. Os flavonóides actuam como antioxidantes que podem reduzir o stress oxidativo e reduzir as ERO (Espécies Reactivas de Oxigénio) que podem causar um efeito protetor nas células beta pancreáticas e melhorar a sensibilidade à insulina [15]. A quercetina é um dos compostos flavonóides que pode inibir o GLUT 2 (transportador de glucose 2) no intestino, causando uma falta de absorção de glucose e frutose no trato gastrointestinal, de modo que os níveis de glucose no sangue diminuem[16] . Para além disso, o composto também pode inibir a fosfodiesterase, que aumenta o AMPc (monofosfato de adenosina cíclico) e aumenta a entrada de Ca (cálcio) nas células beta, o que provoca a secreção de insulina, de modo a que os níveis de açúcar no sangue possam diminuir.[13,17,18] .

Em Aceh, *a Lannea grandis* Engl. cresce muito e geralmente cresce em estado selvagem, ou é utilizada como vedação de jardim. *A Lannea grandis* Engl. em Aceh é vulgarmente conhecida como Bak Geurundong Pageu. Devido à disponibilidade desta planta, e também ao composto químico que contém flavonóides, pode esperar-se que as plantas reduzam os níveis de açúcar no sangue como uma alternativa natural de tratamento da DM. Além disso, *a Lannea coromandellica* foi estudada e os resultados mostram que esta planta é eficaz na redução dos níveis de açúcar no sangue.

B. Formulação do problema

Com base em vários estudos sobre o composto químico dos flavonóides, estes compostos podem diminuir os níveis de açúcar no sangue em animais de experiência, além disso, *a Lannea coromandelica* na Índia tem sido capaz de baixar os níveis de açúcar no sangue. De acordo com a explicação acima, levanta algumas questões:

1. O extrato de folhas de kuda-kuda *(Lannea grandis* Engl.) cultivadas em Aceh pode baixar os níveis de açúcar no sangue em ratos wistar?

2. Qual é a eficácia dos extractos de folhas de kuda-kuda na redução dos níveis de açúcar no sangue em comparação com o controlo positivo?

C. Objetivo

1. Objetivo geral

Obtenção da influência do extrato de folhas de kuda-kuda *(Lannea grandis* Engl.)

cultivadas em Aceh nas alterações dos níveis de glicose no sangue de ratos Wistar machos induzidos por aloxano.

2. Objetivo específico

1. Determinar a dosagem (50mg / KgBW, 100mg / KgBW, 150mg / KgBW) do extrato de folhas de kuda-kuda *(Lannea grandis* Engl.) que pode reduzir os níveis de açúcar no sangue em ratos Wistar induzidos por aloxana.

2. Analisar as diferenças na eficácia do extrato de folhas de kuda-kuda *(Lannea grandis* Engl.) em comparação com a metformina na redução dos níveis de glicose no sangue de ratos Wistar machos induzidos por aloxano.

D. Benefício

1. Investigador

Como dados ou informações iniciais para uma investigação mais aprofundada e mais completa.

2. Teórico

Conhecer os benefícios do extrato de folhas de kuda-kuda (Lannea grandis Engl.) na redução dos níveis de açúcar no sangue, bem como informações sobre a eficácia em comparação com a metformina, enriquecerá os conhecimentos dos farmacêuticos e de outras disciplinas.

3. Programa de Saúde e Sociedade

O desenvolvimento da utilização das folhas de kuda-kuda (Lannea grandis Engl.) como complemento de um medicamento antidiabético, em particular, pode ser utilizado para melhorar os serviços de saúde de forma ampla e equitativa, mantendo e institucionalizando também o património cultural do país.

E. Hipótese

1. O extrato de folhas de Kuda-kuda *(Lannea grandis* Engl.) tem um efeito de redução dos níveis de açúcar no sangue em ratos wistar induzidos por aloxana.

2. O extrato de folhas de Kuda-kuda (Lannea grandis Engl.) tem uma eficácia comparável à da metformina na redução dos níveis de açúcar no sangue de ratos Wistar.

CAPÍTULO 2

MÉTODOS DE INVESTIGAÇÃO

A.Quadro teórico

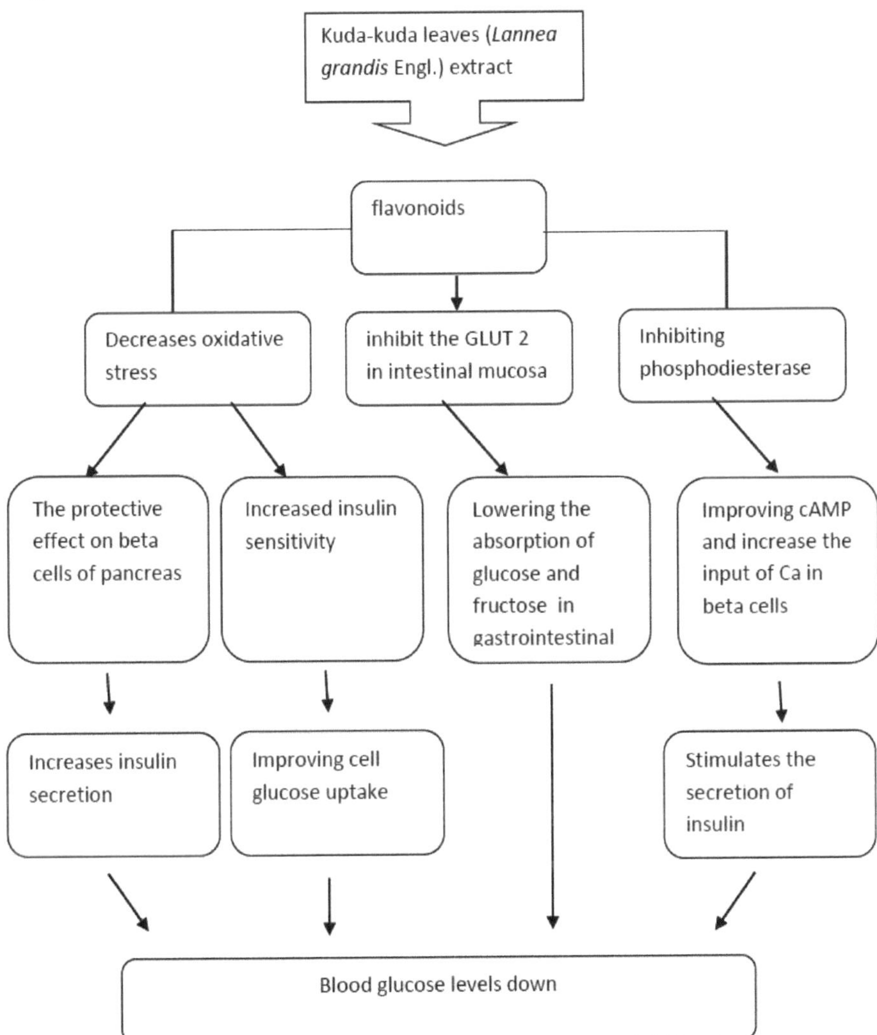

Sabe-se que o extrato de folhas de Kuda-kuda *(Lannea grandis* Engl.), que contém flavonóides, actua como anti-oxidante, podendo reduzir o stress oxidativo e as ERO (espécies reactivas de oxigénio), o que pode ter um efeito protetor contra as células beta pancreáticas e melhorar a sensibilidade à insulina[15] . A quercetina é um dos flavonóides que também pode inibir o GLUT 2 (transportador de glucose 2) no intestino, o que provoca a falta de absorção de glucose e frutose no trato gastrointestinal, de modo a que os níveis de glucose no sangue diminuam[16] . Além disso, o composto também pode inibir a fosfodiesterase, que aumenta o AMPc (monofosfato de adenosina cíclico) e aumenta a entrada de Ca (cálcio) nas células beta, o que provoca a secreção de insulina, de modo a que os níveis de açúcar no sangue possam diminuir.[13,17,18] .

B. Quadro concetual

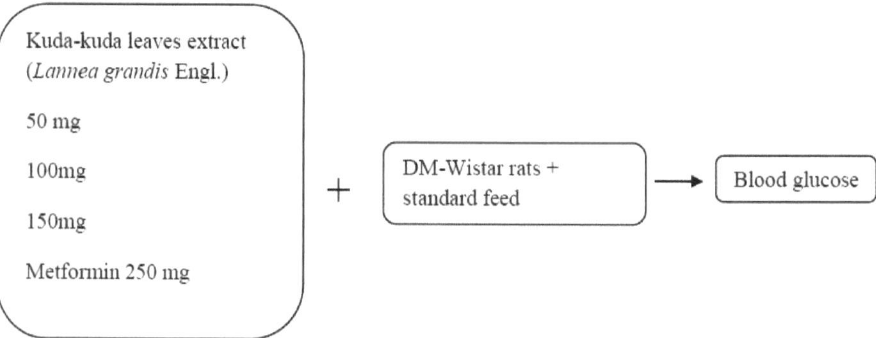

Espera-se que os ratos Wistar que foram confirmados como tendo DM e que receberam ração padrão, depois tratados com extrato de folhas de kuda-kuda *(Lannea grandis Engl.)* com doses de 50mg / KgBW, 100mg / KgBW, 150mg / KgBW, e metformina 250mg / KgBW reduzam os níveis de açúcar no sangue dos ratos wistar.

C. Conceção e tipo de investigação

Esta investigação é experimental e a conceção da investigação é fatorial

D. Local e hora da investigação

Local de investigação: Laboratório de serologia da Loca Aceh's Research and Development of Biomedical, abrigo de animais de experiência FKH Unsyiah e laboratório de química da Faculdade de Ciências de Unsyiah.

Período de investigação : 8 meses

E. População e amostra

A população é constituída por ratos Wistar machos

As amostras eram ratos Wistar machos elegíveis para inclusão

As amostras foram agrupadas em 5 grupos

A dimensão da amostra foi calculada através da fórmula de Federer, calculada da seguinte forma

$(n - 1) (t - 1) > 15$

Informações :

n = número de amostras

t = o número de tratamentos

$(n - 1) (t - 1) > 15$

$(n - 1) (5-1) > 15$

$(n - 1) 4 > 15$

$(n - 1) > 3.75$

$n > 4.75 \approx 5$

Cada grupo de tratamento é constituído por, pelo menos, cinco ratos Wistar machos, com 5 grupos de tratamento, de modo a que o número total de amostras seja de 25 ratos Wistar machos. Cada grupo tinha dois (2) ratos como reserva.

F. Critérios de inclusão e exclusão:

a. Critérios de inclusão

1. 3 meses de idade do rato

2. Peso = ± 200 gramas

3. em bom estado de saúde (ativo e não incapacitado)

b. critérios de exclusão

Os ratos não se movem ativamente

G. Variáveis e definições operacionais

Variáveis	Definição operacional	Instrumento de medição	Medida Resultados	Escala de medida

Extrato de folhas de Kuda-kuda	O extrato etanólico das folhas de kuda-kuda	Balanças digitais	mg	Nominal
Açúcar no sangue níveis	Níveis de açúcar no sangue do rato branco antes e depois do tratamento	espetrofotómetro	o valor normal dos níveis de glucose no sangue dos ratos é de 56135 mg / dl	Nominal
Idade	Ratos brancos com três meses de idade	Observação	Mês	Nominal
Género	As ratazanas brancas são machos	Observação	masculino	Nominal
Alimentação	Pellets padrão BR1 administrados a 30 gramas por dia, a fim de controlar os níveis de açúcar no sangue dos ratos.	Balanças digitais	gr	Nominal
Bebidas	Foi administrada água destilada ad libitum (sem limite)	Observação	ml	Nominal

H. Instrumentos e método de recolha de dados

a. Instrumento

Os instrumentos de investigação utilizados nesta investigação são :

1). Colheita de sangue de ratinhos.

2). Exame do espetrofotómetro com o método da glucose oxidase

3). Análise quantitativa dos teores de flavonóides

b. Dados

Os dados recolhidos nesta investigação são dados primários sob a forma de níveis de glucose no sangue antes e depois de ratos Wistar machos:

1) induzida por aloxano

2) Dado extrato de folhas de kuda-kuda *(Lannea grandis* Engl.)

3) Metformina administrada como controlo positivo

4) Aquabidest administrado como controlo negativo

I. Materiais e procedimentos de trabalho

a. Ferramentas e materiais necessários

1) . Abrigo de ratos: para adaptar os ratos aos meios experimentais

2) . Os ratos, como animais experimentais, foram adquiridos na FKH Unsyiah

3) . Alimento para ratos: granulado de alimento para ratos, geralmente granulado T79-4B

4) . Etanol a 96%: solvente da substância ativa das folhas de kuda-kuda

5) . Papel de filtro: como filtro durante a maceração

6) . Sonda: para introduzir as amostras de ensaio nos ratos por via oral

7) . Espectrofotómetros: para determinar as alterações dos níveis de açúcar no sangue

8) Tubo Mikrokapiler: para obter uma amostra de sangue nas veias orbitais do rato

9) . Alloxano: a injetar em cada um dos animais de ensaio por via intravenosa

10) . Spuit 1 ml: para injetar alloxan.

11) . Metformina: como controlo positivo

12) . Aquabidest: como controlo negativo e diluentes do extrato e da metformina

13) . Folhas de Kuda-kuda *(Lannea grandis* Engl.)

14) . Luvas de mão, máscaras, papel de etiqueta e tecido: equipamento de apoio à investigação

15) . Kits para testes de glicemia

16) . Copo de vidro: como suporte para colocar o extrato que foi diluído

17) . Centrifugadoras: para separar os glóbulos vermelhos do soro

18) . Clini pet e pontas de pipeta: para colher o soro

19) . copo de amostra: como meio de soro e reagentes num espetrofotómetro

b. Procedimentos de trabalho

• Manutenção de animais de laboratório

1). 3 Os ratos foram colocados no abrigo e aclimatados durante 1 semana.

2). Os ratos foram alimentados com pellets 79-4B, 30 gramas por dia, e receberam uma quantidade ilimitada de bebida (ad libitum).

3). O abrigo encontra-se dentro de um laboratório de animais experimentais, com uma temperatura de 25^0 C, e um ciclo de 12 horas de escuridão e luminosidade (que foi controlado por uma tomada eléctrica específica).

4). Os utensílios e o abrigo estão a ser limpos regularmente

5). Antes do tratamento, os ratos são agrupados aleatoriamente, escolhendo-os ao acaso, e depois os ratos são colocados em abrigos individuais no momento do tratamento P1, P2, P3, P4 e P5.

6). Após o tratamento, os ratos serão banidos por etanção usando solução de éter (com algodões embebidos em éter e colocados dentro do frasco), aguardando até que morram. Após a morte do rato, ele será queimado e enterrado.

• Obtenção do extrato de folhas de kuda-kuda (Lannea grandis Engl.) com técnica de maceração

1). As folhas de Kuda-kuda são apanhadas e depois secas durante 3-5 dias/até as folhas murcharem

2). Pesa-se 800 gramas de folhas secas

3). As folhas secas são embebidas em 2 litros de etanol a 96% num recipiente de vidro durante 5 dias e colocadas num sonicador para atrair perfeitamente os compostos das folhas de kuda-kuda

4). Em seguida, as amostras são filtradas para separar as folhas e a solução.

5). A solução é então transformada num extrato espesso por aquecimento em banho-maria (evaporador rotativo a vácuo).

6). Seguidamente, procede-se à análise qualitativa do grupo de compostos químicos/fitoquímicos e à medição quantitativa dos teores de flavonóides por cromatografia / TLC (Thin Layer Chromatography) segundo o procedimento de Harborne (1987)[19]

a. Teste fitoquímico / qualitativo

- teste de alcalóides

As amostras secas (2 g) são destruídas para expandir a superfície da amostra, a fim de facilitar o processo de extração, e adiciona-se 1 ml de amoníaco: para transformar os sais alcalóides em alcalóides neutros, sendo depois trituradas. Em seguida, adicionam-se mais 10 ml de clorofórmio para atrair os compostos semi-polares contidos no filtrado antes de a amostra ser filtrada. Adicionam-se então 10 ml de ácido clorídrico ao filtrado e agita-se vigorosamente. O filtrado é então posto de lado até que a solução de ácido clorídrico e clorofórmio se separem. A camada de ácido clorídrico é retirada e dividida em três tubos de ensaio e cada tubo é testado para determinar a existência de alcalóides. Os resultados positivos do teor de alcalóides são indicados pela formação de um precipitado branco quando se adiciona o reagente de Mayer ao filtrado, pela formação de um precipitado avermelhado com a adição do reagente de Dragendoff e pela formação de um precipitado castanho com o reagente de Wagner.

- teste dos esteróides e terpenóides

As amostras secas (2 g) foram finamente trituradas e extraídas com metanol quente para atrair compostos polares e acelerar a reação, sendo depois filtradas. O filtrado obtido foi concentrado para obter o extrato metanólico. O extrato metanólico é novamente extraído com diclorometano para atrair compostos semi-polares. O resíduo insolúvel no diclorometano foi agitado vigorosamente. O extrato etéreo é testado com o reagente de Liebermann-Burchard. A cor azul ou verde indica a presença de esteróides e a cor vermelha de triterpenóides.

- Ensaio de saponinas

O teste de saponina foi efectuado através da introdução de uma amostra seca (2 g) num tubo de ensaio com água destilada, que foi fechado e agitado durante 30 segundos, após o que se deixou repousar até à formação de espuma. Os resultados obtidos mostram que as folhas contêm saponinas, porque são feitas de espuma.

- ensaio de flavonóides

A amostra seca (2 g) foi extraída com metanol e concentrada. O extrato concentrado de metanol foi novamente extraído com n-hexano. O resíduo foi extraído com 10 mL de etanol a 80%, depois foram adicionados 0,5 mg de magnésio metálico e HCl 0,5 M. A cor rosa ou púrpura indica a presença de flavonóides.

- Teste de fenólicos e taninos

As amostras secas (2 g) são adicionadas ao etanol para atrair compostos polares que são depois agitados até ficarem homogéneos para se misturarem uniformemente. Em seguida, adiciona-se FeCl3 para formar um verde-escuro. A presença de fenólicos é caracterizada pela formação de uma cor preta esverdeada. No teste do tanino obteve-se um resultado positivo que é a formação de cor preta esverdeada, a presença de tanino precipitará a proteína na gelatina. O tanino reage com a gelatina para formar um copolímero sólido que não é solúvel em água.

b. Ensaio quantitativo dos níveis de flavonóides por TLC

Até 1,2 kg de amostras que foram limpas, secas e pulverizadas para obter cerca de 800 gramas de amostra, depois maceradas com etanol, três vezes em 24 horas. O extrato de etanol é filtrado e concentrado por evaporador rotativo para obter um extrato de etanol concentrado. Os componentes do extrato concentrado são separados por cromatografia em coluna gravitacional utilizando uma fase estacionária de eluição gradiente de sílica gel G-60 GF254. A proporção do eluente utilizado foi n-hexano - acetato de etilo (100: 0; 95: 5; 90:10; 80:20; 70:30; 60:40; 40:60; 30:70; 20:80; 10: 90; e 00: 100) e acetato de etilo - metanol (100: 0; 90:10; 80:20; 70:30; 60:40; 40:60; 30:70; 20:80; 10:90; e 00: 100) para obter fracções. A fração é recolhida de 200 em 200 ml e cada fração é submetida a TLC com eluentw-heksana-acetato de etilo. A fração com o mesmo padrão de coloração é combinada e concentrada de modo a obter as fracções combinadas do extrato de acetato de etilo. A fração combinada no teste fitoquímico é então seca e pesada para que os níveis de flavonóides contidos na fracçãoNo teste do nível de açúcar no sangue do extrato para produzir o composto ativo.

7) A determinação das doses de tratamento em ratos wistar machos baseou-se no estudo de Galanki *et. al.13*

a. Extrato de folha de Kuda-kuda 50 mg / 200 kg

b. Extrato de folha de Kuda-kuda 100 mg / 200 kg

c. Extrato de folha de Kuda-kuda 150 mg / 200 kg

d. Metformina 250 mg / 200 kg[15] como controlo positivo

e. Água destilada como controlo negativo

Amostragem de sangue efectuada em 25 ratos Wistar utilizando um tubo numa veia mikrokapiler orbitalis, após 8 horas de jejum para verificar os níveis de açúcar no sangue no início do dia a 8, após o tratamento no dia 21, tanto quanto 0,2 ml de tubo mikrokapiler

- Fase de administração de thealloxan

1). O Alloxan foi administrado no segundo dia, após a aclimatação.

2). A dose de Alloxan administrada é de 25mg / 200KgBB dissolvida em 0,5 ml de água destilada.

3). A injeção subcutânea de aloxano é feita através do dorso dos ratinhos.

4). Medição dos níveis de açúcar no sangue ao quinto dia.

- Fase de administração do extrato de folhas de kuda-kuda (Lanneagrandis Engl.)

1) O extrato de folhas de Kuda-kuda, cuja dose foi determinada em 50mg / 200KgBB, 100mg / kg e 150mg / BBkg, é administrado por via oral utilizando uma sonda gástrica durante 14 dias.

2) No 13º dia, depois de os ratos terem sido alimentados durante 8 horas, o sangue foi recolhido para a medição do açúcar no sangue após o teste I.

2) No 21º dia, depois de os ratos terem sido alimentados durante 8 horas, o sangue foi recolhido para a medição do açúcar no sangue após o teste II.

- ensaios de tratamento

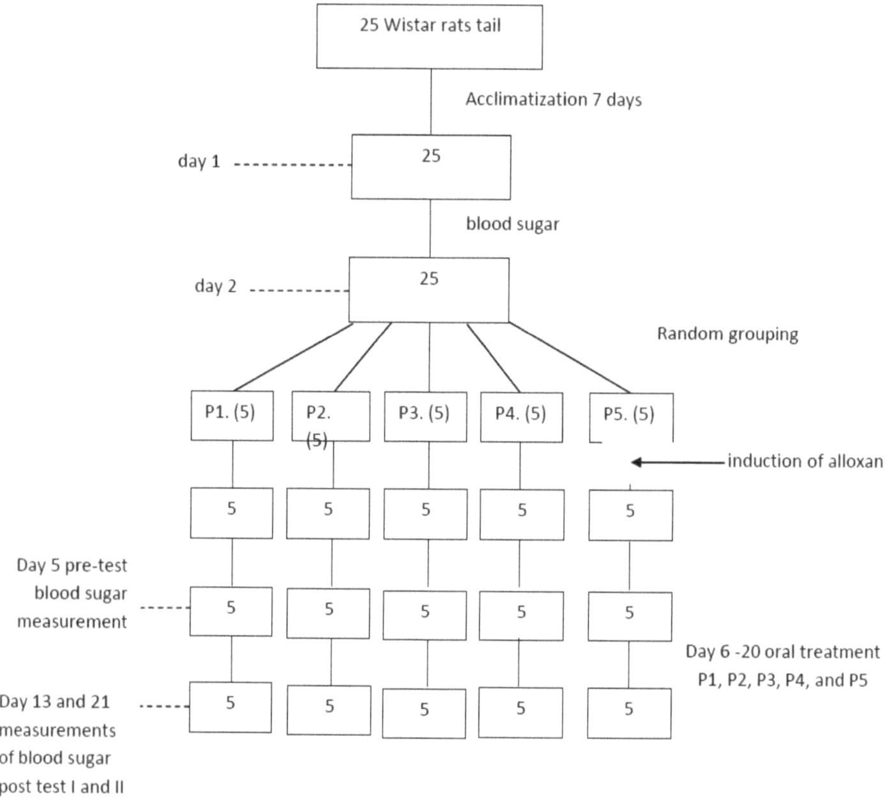

Descrição: P1 : controlo negativo aquadest

       P2 : controlo positivo metformina 250 mg / kg

       P3: extrato de folha de kuda-kuda 50 mg / kg

       P4: extrato de folha de kuda-kuda 100 mg / kg

       P5: extrato de folha de kuda-kuda 150 mg / kg

J. Gestão e análise de dados

a. Gestão de dados

1. *codificação*

Ratos machos Wistar marcados de acordo com os grupos de tratamento como se segue:

P1 (controlo negativo aquabidest), P2 (controlo positivo metformina 250 mg / KgBW), P3 (extrato de folha kuda-kuda 50mg / kg), P4 (extrato de folha kuda-kuda 100mg / kg), e P5 (extrato de folha kuda-kuda 150 / kg mg).

2. *edição*

Os dados foram obtidos no estado das fichas de observação. Em seguida, os dados foram revistos para garantir a exaustividade das fichas de observação.

3. dados *de entrada*

Os dados introduzidos são os dados dos níveis de açúcar no sangue dos ratinhos antes e depois do tratamento.

b. Análise de dados

Os dados serão apresentados em x ± DP teste estatístico usando o teste ANOVA para comparar a diferença média de mais de dois grupos com um nível de significância α <0,05.

CAPÍTULO 3
RESULTADO DA INVESTIGAÇÃO

Para determinar o efeito do extrato de folha de kuda-kuda *(Lannea grandis* Engl.)na diminuição dos níveis de açúcar no sangue de ratos Wistar que foram induzidos por Alloxan, a medição dos níveis de açúcar no sangue é feita gradualmente com os seguintes detalhes:

1. Análise dos constituintes químicos / teste fitoquímico das folhas de kuda-kuda (Lannea grandis Engl.)

2. Pesquisa de flavonóides em 5 gramas de extrato de folhas de kuda-kuda (Lannea grandis Engl.).

3. Medição dos níveis de glucose no sangue de ratinhos antes da injeção de aloxano

4. Medição dos níveis de glicose no sangue de ratinhos após injeção de aloxano até 25mg / kg (pré-teste)

5. Medição dos níveis de glucose no sangue depois de um rato Wistar ter recebido o tratamento de acordo com cada grupo durante os sete (7) dias da primeira semana (pós-teste 1)

6. Medição dos níveis de glucose no sangue dos ratos Wistar após a administração do tratamento de acordo com cada grupo durante os sete (7) dias da segunda semana (pós-teste 2).

Os resultados do teste fitoquímico do exame efectuado no Laboratório da Faculdade de Matemática e Ciências da Universidade de Syiah Kuala em Banda Aceh podem ser vistos no quadro abaixo:

Quadro 1, Ingredientes químicos do extrato da folha de kuda-kuda *(Lannea grandis Engl.)*

Não.	Ingredientes químicos	resultado
1.	alcalóides	-
2.	esteróides	+
3.	terpenóides	+
4.	saponina	+
5.	flavonóides	+

| 6. | tanino | + |
| 7. | fenólico | + |

Os conteúdos fitoquímicos examinados são alcalóides, esteróides, terpenóides, saponinas, flavonóides, taninos e fenólicos. No extrato de folha de kuda-kuda *(lannea grandis* Engl.), os constituintes químicos positivos obtidos são: esteróides, terpenóides, saponinas, flavonóides, taninos e fenólicos, enquanto os constituintes químicos negativos são alcalóides.

A substância ativa que desempenha um papel na redução dos níveis de açúcar no sangue é o flavonoide. Por conseguinte, o exame dos níveis de flavonóides no extrato de folhas de cavalinha (Lannea grandis Engl.) foi realizado no Laboratório de FMIPA da Universidade Syiah Kuala de Banda Aceh. Os resultados do exame qualitativo da fração de flavonóides podem ser vistos no quadro seguinte:

Quadro 2, resultados do exame quantitativo da fração de flavonóides

Não.	para-fração	fração pesada
1.	F1 (1-5)	0,07 gr
2.	F2 (6-7)	0,07 gr
3.	F8 (29-31)	0,14 gr
4.	F15 (50-60)	1,45 gr

A partir do resultado dos níveis de flavonóides na fração F_{15} obteve-se a fração com o peso mais elevado de 1,45 gramas, enquanto o peso mais baixo de 0,07 gramas foi obtido na fração F1

A análise estatística das alterações nos níveis de açúcar no sangue dos ratos usando Anova (Análise de Variância) mostrou uma influência no tempo antes e depois do tratamento, o que é indicado pelo valor de $\alpha < 0,05$. (Anexo 6). Aqui estão os resultados médios e os resultados da medição SD dos níveis de açúcar no sangue de ratos wistar.

Quadro 3 Resultados da medição dos níveis de açúcar no sangue Ratos Wistar

O grupo de tratamento	Antes da injeção de aloxano	Após injeção de aloxano (pré-teste)	Tratamento 7 dias (Pós-teste I)	Tratamento 14 dias (Pós-teste II)
	Média ± DP	Média ± DP	Média ± DP	Média ± DP
P1 (controlo negativo - água destilada)	94.6 ± 97.2	372.2 ± 4.0	100.4 ± 10.8	45.4 ± 11.1

P2 (controlos positivos metformina 250mg / kg)	110.8 ± 86.6	147.0 ± 46.0	101.8 ± 30.6	47.0 ± 9.8
P3 (extrato de folha de kuda-kuda 50mg / kg)	167.4 ± 163.0	380.8 ± 3.6	90.8 ± 21.0	48.2 ± 22.2
P4 (extrato de folhas de kuda-kuda 100mg / kg)	44.4 ± 18.4	376.2 ± 49.6	68.6 ± 8.6	42.4 ± 2.9
P5 (extrato de folha de kuda-kuda 150mg / kg)	124.0 ± 168.5	391.80 ± 15.8	81.6 ± 15.9	32.2 ± 15.6

O resultado da medição dos níveis de açúcar no sangue dos ratos antes e depois da injeção de aloxano, do pós-teste 1 e do pós-teste II no controlo negativo com água destilada (P1), nos controlos positivos com metformina (P2) e com o extrato de 50 mg / kg (P3), extrato de 100mg / kg (P4) e extrato de 150mg / kg (P5) pode ser visto na imagem abaixo:

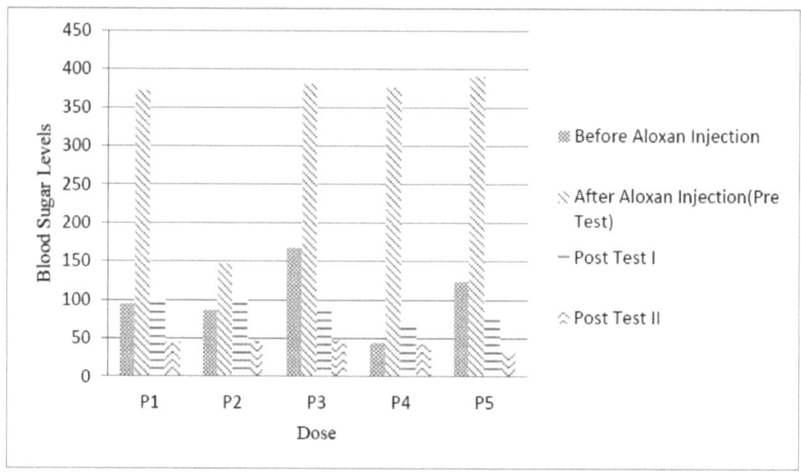

Figura 1. A alteração média dos níveis de açúcar no sangue do rato

A imagem das alterações médias nos níveis de açúcar no sangue dos ratos mostrou que, no momento antes da injeção de aloxano, o nível mais elevado de açúcar no sangue dos ratos foi apresentado no grupo de tratamento P3 (extrato 50mg / KgBB) com uma média de 167,4 e o mais baixo no grupo de tratamento P4 (extrato 100mg / KgBB) com uma média de 44. Após a injeção de Alloxan, os níveis mais elevados de açúcar no sangue foram indicados no grupo de tratamento P5 (extrato 150mg / KgBW) com uma média de 391,8 e os mais baixos no grupo de tratamento P2 (controlos positivos metformina) com uma média de 147. Alterar o Pós-Teste I (7 dias de tratamento) o valor dos níveis mais elevados de açúcar no sangue do rato indicado no grupo de tratamento P2 (controlos positivos metformina) com uma média de 101,8 enquanto o mais baixo é indicado no grupo de tratamento P4 (extrato 100mg / KgBW) com uma média de 68,6.

CAPÍTULO 4
DISCUSSÃO DA INVESTIGAÇÃO

Os resultados do teste mostraram que os fitoquímicos na folha de Lannea grandis Engl. contêm flavonóides, saponinas, taninos e esteróides. Conforme relatado por Kartasapoetra (1992), Lannea grandis Engl. contém flavonóides, saponinas e taninos.20,14 enquanto o conteúdo de esteróides nas folhas de Lannea grandis Engl. não foi relatado.

Os resultados do exame dos níveis de flavonóides do extrato de folhas de cavalo utilizando o método de cromatografia em coluna de gravidade. As fracções identificaram o padrão da mancha com cromatografia em camada fina, para ver o padrão das manchas da placa KLT que foram eluídas com o solvente n-hexano-acetato de etilo na proporção (9: 1) e depois pulverizadas com ácido sulfúrico. Os resultados da separação cromatográfica por gravidade produzem 60 fracções com um peso de amostra de 5 gramas. O objetivo desta separação é classificar os componentes químicos em fracções baseadas na polaridade. Em seguida, as fracções são combinadas de acordo com o mesmo padrão de coloração, sendo a fração F1 (1-5), F2 (6-7), F3 (8-10), F4 (11-15), F5 (16-20), F6 (21-22), F7 (2328), F8 (29-31), F9 (32-40), F10 (41), F11 (42), F12 (43-45), F13 (46-47), F14 (48-49), F15 (50-60). As fracções combinadas de 15 no teste fitoquímico de volta, onde o F1, F2, F8 e F15 contêm metabólitos secundários de flavonóides, com cada um pesando cerca de 0,07 g, 0,07 g, 0,14 g e 1,45. Pode concluir-se que em 5 gramas de extrato bruto de folhas de kuda-kuda (Lannea grandis Engl.) continha 1,73 gramas de flavonóides da fração utilizando o método TLC.

Os resultados mostraram que os níveis de açúcar no sangue dos ratos sofreram alterações no tempo após a injeção de aloxana (pré-teste) e alteram a medição dos níveis de açúcar no sangue pós-teste I e II.

Alterações nos níveis de açúcar no sangue após a injeção de aloxana, mostraram que os ratos estão num estado de hiperglicémia, isto porque a aloxana pode danificar as células β (beta) do pâncreas, causando uma falta de produção de insulina. A aloxana atua através da redução de produtos ácidos dialúricos, construindo ciclo redox com a formação de radicais superóxido. Este radical sofre dismutação para peróxido de hidrogénio. Em seguida, formam-se os radicais hidroxilo altamente reactivos através da reação de Fenton. A ação das espécies reactivas de oxigénio (ROS) com um grande aumento simultâneo das concentrações de cálcio citosólico provoca uma rápida deterioração da célula β21. As alterações dos níveis de açúcar no sangue dos ratos do grupo de tratamento demonstraram o valor mais elevado P5 (extrato de folha de kuda-kuda 150mg / KgBW) seguido de P3 (extrato de folha de kuda-kuda 50mg / KgBW), P4 (extrato de folha de kuda-kuda 100mg / KgBW) e P1 (controlo negativo água destilada) com uma média de 391,8 respetivamente; 380,8: 376,2; 372.2, enquanto o valor dos níveis mais baixos de açúcar no sangue indicado pelo grupo de tratamento P2 (controlo positivo metformina) com uma média de 147.

Com base nos resultados do teste ANOVA, obteve-se o valor de α <0,05 que mostra a influência do extrato nas alterações dos níveis de açúcar no sangue dos ratos. Se observada a média dos tratamentos indicados em relação ao tempo pode-se perceber que após o tratamento de 7 (sete) dias o declínio do maior para o menor são: P4, P5, P3, P1 e P2, com uma média no valor de 68,60; 81,60; 90,80; 100,40 e 101,80. A ordem de três (3) encabeça o extrato de folha da kuda-kuda. Conclui-se que o extrato em 7 (sete) dias do extrato da folha de kuda-kuda diminui mais os níveis de glicemia dos ratos, sendo que a menor queda ocorreu no extrato da folha de kuda-kuda (Lannea grandis Engl.) 100mg / KgBW. No tratamento de 14 (catorze) dias, a diminuição dos níveis de glicose no sangue dos ratos a partir de um valor baixo, por ordem, são: P5, P4, P1, P2 e P3, com uma média de 32,20; 42,40; 45,40; 47,00 e 48,20. Na observação do dia 14 (catorze) varia, não só o extrato da folha de kuda-kuda diminuiu, mas também o controlo negativo. A diminuição no controlo negativo não deveria acontecer, mas a diminuição dos níveis de açúcar no sangue mantém-se, isto é causado pela capacidade homeostática do organismo ao aloxano, pois segundo Siswando (2000) após a administração de aloxano 1-2 dias, os animais podem ficar com diabetes permanente ou podem voltar ao estado normal.22,23. Com base no rendimento médio do extrato de folha de kuda-kuda, 150 mg / kg de peso corporal influenciam a maior diminuição em comparação com dois (2) outros extractos,

CAPÍTULO 5
CONCLUSÕES E RECOMENDAÇÕES

A.CONCLUSÃO

Com base na investigação que tem sido feita, mostrou que:

1. A maior diminuição dos níveis de açúcar no sangue verificou-se quando os ratos receberam o extrato de folhas de kuda-kuda com uma dose de 150 mg/kgBB em comparação com duas outras doses.

2. Com base na análise, a diferença na eficácia do extrato de folhas de kuda-kuda *(Lannea grandis* Engl.) foi mais influente do que a metformina, mas o aumento dos níveis de açúcar no sangue dos controlos positivos após a injeção de aloxano não coincidiu com outros tratamentos

3. O extrato de folhas de Kuda-kuda que foi administrado mostrou eficácia nos primeiros sete dias.

4. As folhas de Kuda-kuda, para além de conterem flavonóides como substâncias activas na diminuição dos níveis de açúcar no sangue, também contêm esteróides, terpenóides, saponinas, taninos e fenólicos.

B.SUGESTÃO

1. Necessidade de repetir o teste porque os níveis de açúcar no sangue dos ratos wistar após a injeção de aloxano para o controlo positivo não estão de acordo com os outros

2. É necessário efetuar testes de toxicidade para determinar a segurança do extrato de folhas de kuda-kuda *(Lannea grandis* Engl.).

RECONHECIMENTO

Alhamdulillah, todos os louvores a Allah que concedeu saúde e tempo para que o autor pudesse terminar o relatório Risbinkes 2016. Não esquecendo o Shalawat e as saudações ao Profeta Muhammad SAW que tem lutado pelo Islão e nos tem guiado no caminho de Allah SWT. Agradecemos ao supervisor de Riset Pembina Kesehatan, Dra. Ani Isnawati, Apt. M. Kes. e à Sra. Dra. Marjani Susilowati, M.Sc., que pacientemente me alimentaram, guiaram e me deram muitos conhecimentos. Ao Comité Risbinkes de 2016, à Comissão Científica e ao Comité de Ética da Agência de Investigação e Desenvolvimento, ao Chefe do Centro de Investigação e Desenvolvimento Biomédico de Aceh, à equipa de execução da investigação, aos assistentes de campo que participaram na investigação, ao Laboratório de Química da FMIPA e ao abrigo de animais de experiência FKH Unsyiah e a todos os amigos do Centro de Investigação e Desenvolvimento Biomédico de Aceh que me ajudaram a concluir esta investigação. Também à minha família, que sempre me encorajou e apoiou.

LISTA DE REFERÊNCIAS

1. Bustan, MN Epidemiologia das Doenças Não Transmissíveis. Editora Rineka Reserved. Jakarta . 2007

2. Chugh, SN. Jaypee Gold Standard Mini Atlas Series Diabetes, Edição 1. Índia: Jaypee Brothers Medical Publishers. 2011

3. Yunir, & Soebardi. Textbook of Medicine. Jakarta: Centro Editorial de Medicina, Universidade da Indonésia. 2006

4. Relatório da OMS sobre a situação mundial das doenças não transmissíveis. 2010. http: //www.who .int/entity/nmh/publ ications/ncd_report_chapter 1.pdf?ua =1, Acedido em 20 de julho de 2015

5. Resultados dos Relatórios de Investigação em Saúde Riskesdas Indonésia-Ano 2007. Agência de Investigação e Desenvolvimento no domínio da Saúde. Ministério da Saúde da Indonésia, Jacarta. 2008

6. Corwin, EJ Handbook Pathophysiology. Editora de livros médicos (EGC). Jakarta. 2009.

7. Agência de Investigação e Desenvolvimento em Saúde. Riskesdas 2013. Jakarta: Investigação e Desenvolvimento RI

8. Sumardjo, D. Introdução à Química. Editora Book Medical (EGC). Jakarta. 2006.

9. I Wayan, S. Utilização da Sociedade de Drogas por Perda de Calor, Tabanan, Bali, Actas do Seminário Nacional sobre Plantas Medicinais da Indonésia, Tawangmangu. 2004.

10. Anwar, Saúde indonésia A.Antropologi. Volumes tradicionais indonésios I.Pengobatan. Editora de livros médicos (EGC). Jakarta. 1992.

11. Astiyandani, PG et al, Clinical vivo Effects of Consumption Daluman (Cyclea barbata) Decline Against Blood sugar levels Male Wistar rats with Type 2 Diabetes mellitus Iptekma Journal. Bali. 2010.

1 2.Setiawan, R. Effect of extract of roselle calyx (Hibiscus subdaniffa L.) on blood

sugar levels drop rat (Rattus norvegicus) induced by alloxan. Tese FK USM. Surakarta. 2010.

13. Galanki, V. et al. Atividade antidiabética de Lannea coromandelica Houtt. Folhas em ratos diabéticos induzidos por aloxana. Bio Int J Pharm Sci. Índia. 2014.

14. Lannea   grandis   Engl. http://www.warintek.ristek.go.id/pangan_kesehatan/tanaman_obat/depkes/1 - 167.pdf acedido em 20 de julho de 2015

15. Kaneto, H. et al. Efeitos benéficos dos antioxidantes na diabetes: possível proteção das células 0 pancreáticas contra a toxicidade da glucose. Diabetes Journal.1999.

16. Jian Song et al. Inibição de flavonóides de SVCT1 e GLUT2, transportador intestinal de vitamina C e glicose. JBC Paper In Press.2002

1 7.Ohno et al. Deficiência funcional e de desenvolvimento de células T em ratinhos sem cadeias CD3. Embo Journal. 1993.

18. Yamada et al. Efeitos Pancreáticos e Extrapancreáticos do Polipeptídeo Inibitório Gástrico. Revista Diabetes. 2006.

19. Harborne, JB 1987. Modern Methods of Analyzing Plant Phytochemistry way. Tradutores: Padmawinata K e Soediro I. Editora ITB. Bandung.

20. Kartasapoetra. Plantas Medicinais Eficazes. Biblioteca Cientifíca. Jakarta: 1992

21. Szkudelski, T. The Mechanism of alloxan and Streptozotocin Action in B Cells of Rat Pancreas. Physiol Res.50: 536 -546. 2001

22. Siswandono, Suharjo. Química Medicinal. Edição 2. Imprensa da Universidade de Airlangga. Surabaya: 2000

23.Nossa receita. Efeitos Antidiabéticos do Guisado de Frutos do Mar de Bidara (Strychonas ligustrina BI) em Ratos Yang Di Indução de Alloxan. Revistas da comunidade de enfermeiros Vol. 2 1: 2012

Anexo 1 Aprovação ética

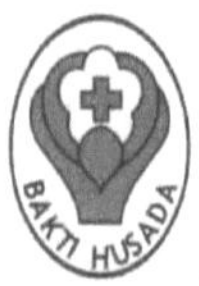

KEMENTERIAN KESEHATAN RI
BADAN PENELITIAN DAN PENGEMBANGAN KESEHATAN

Jalan Percetakan Negara No. 29 Jakarta 10560 Kotak Pos 1226
Telepon : (021) 4261088 Faksimile : (021) 4243933
Surat Elektronik : sesban@litbang.depkes.go.id Laman (*Website*) : http://www.litbang.depkes.go.id

---

PERSETUJUAN ETIK (*ETHICAL APPROVAL*)

Nomor : LB.02.01/5.2/KE. 0?0 /2016

Yang bertanda tangan di bawah ini, Ketua Komisi Etik Penelitian Kesehatan Badan Litbang Kesehatan, setelah dilaksanakan pembahasan dan penilaian berdasarkan *Nuremberg Code* dan Deklarasi Hensinki, dengan ini memutuskan protokol penelitian yang berjudul :

"Pengaruh Pemberian Ekstrak Etanol Daun Kuda-kuda (Lannea grandis Engl.) Terhadap Perubahan Kadar Gula Darah Tikus Winstar yang Diinduksi Aloksan"

yang mengikutsertakan hewan percobaan sebagai subyek penelitian, dengan Ketua Pelaksana / Peneliti Utama :

Nona Rahmaida Puetri, S.Si.

dapat disetujui pelaksanaannya. Persetujuan ini berlaku sejak tanggal ditetapkan sampai dengan batas waktu pelaksanaan penelitian seperti tertera dalam protokol dengan masa berlaku maksimum selama 1 (satu) tahun.

Selama penelitian berlangsung, laporan kemajuan (setelah 50% penelitian terlaksana), laporan *Serious Adverse Event/SAE* (bila ada) harus diserahkan kepada KEPK-BPPK. Pada akhir penelitian, laporan pelaksanaan penelitian harus diserahkan kepada KEPK-BPPK. Jika ada perubahan protokol dan/atau perpanjangan penelitian, harus mengajukan kembali permohonan kajian etik penelitian (amandemen protokol).

Jakarta, 18-Feb-2016 .

Ketua
Komisi Etik Penelitian Kesehatan
Badan Litbang Kesehatan,

Prof. Dr. M. Sudomo

Anexo 2 Autorização de investigação para Kesbangpol Linmas do Governo de Aceh

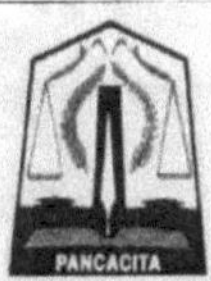

PEMERINTAH ACEH
BADAN KESATUAN BANGSA, POLITIK DAN PERLINDUNGAN MASYARAKAT
Jalan Tgk. Malem No. 8 Telp – (0651) 21941, 33194 fax – 31858
BANDA ACEH

REKOMENDASI PENELITIAN
NOMOR : 070 / 066

a. Dasar :
1. Undang – Undang Nomor 11 Tahun 2006 tentang Pemerintahan Aceh;
2. Peraturan Menteri Dalam Negeri Nomor 7 Tahun 2014 tentang Perubahan Atas Peraturan Menteri Dalam Negeri Nomor 64 Tahun 2011 tentang Pedoman Penerbitan Rekomendasi Penelitian;
3. Qanun Aceh Nomor 5 Tahun 2007 tentang Susunan Organisasi dan Tata Kerja Dinas, Lembaga Teknis Daerah dan Lembaga Daerah Provinsi Nanggroe Aceh Darussalam;
4. Peraturan Gubernur Nanggroe Aceh Darussalam Nomor 20 Tahun 2008 tentang Rincian Tugas Pokok dan Fungsi Pemangku Jabatan Struktural di Lingkungan Badan-Badan Pemerintah Provinsi Nanggroe Aceh Darussalam.

b. Menimbang : Surat Kepala Loka Penelitian dan Pengembangan Biomedis Aceh Badan Penelitian dan Pengembangan Kesehatan Kementerian Kesehatan RI Nomor LB.02.01/II.5/066/2016 tanggal 26 Januari 2016 tentang Permohonan Izin Penelitian

c. Memperhatikan : Proposal Penelitian Ybs.

Berdasarkan pertimbangan sebagaimana dimaksud pada huruf a, b dan c di atas, maka **BADAN KESBANGPOL DAN LINMAS ACEH**, memberikan rekomendasi kepada :

a. NAMA /LEMBAGA : **NONA RAHMAIDA PUETRI, S. Si** (Loka Penelitian dan Pengembangan Biomedis Aceh Badan Penelitian dan Pengembangan Kesehatan Kementerian Kesehatan RI).

b. Alamat : Jln. Sultan Iskandar Muda, Kecamatan Blang Bintang, Kabupaten Aceh Besar.

c. Untuk :
1. Melakukan Penelitian, dengan Judul "Pengaruh Pemberian Ekstrak Etanol Daun kuda-kuda (Lannea grandis Engl) terhadap Perubahan Kadar Gula Darah Tikus Wistar yang Diinduksi Aloksan".
2. Lokasi/Objek Penelitian : FMIPA Kimia dan FKH Universitas Syiah Kuala.
3. Waktu /lama penelitian : 28 Januari s.d 30 Agustus 2016.
4. Penanggung jawab : Fahmi Ichwansyah, S.Kp, MPH, Kepala Loka Penelitian dan Pengembangan Biomedis Aceh Badan Penelitian dan Pengembangan Kesehatan Kementerian Kesehatan RI.

Demikian rekomendasi ini dibuat untuk digunakan seperlunya.

DIKELUARKAN DI : BANDA ACEH
PADA TANGGAL : 28 JANUARI 2016
An. KEPALA BADAN KESBANGPOL DAN LINMAS
SEKRETARIS

T. NASRUDDIN, SE
PEMBINA
NIP. 196203161983031007

Tembusan disampaikan Kepada Yang Terhormat :
1. Bapak Menteri Dalam Negeri Cq. Dirjen Politik dan Pemerintahan Umum;
2. Bapak Gubernur Aceh (sebagai laporan);
3. Bapak Ketua DPRA;
4. Bapak Pangdam Iskandar Muda;
5. Bapak Kapolda Aceh;
6. Bapak Kajati Aceh;
7. Walikota Banda Aceh;
8. Kepala Dinas Kesehatan Aceh;
9. Rektor Universitas Syiah Kuala Banda Aceh;
10. Kepala Dinas Kesehatan Kota Banda Aceh;
11. Kepala Badan Kesbangpol, Linmas dan PB Kota Banda Aceh;

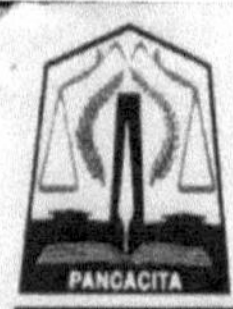

PEMERINTAH ACEH
BADAN KESATUAN BANGSA, POLITIK DAN
PERLINDUNGAN MASYARAKAT

Jalan Tgk. Malem No. 8 Telp – (0651) 21941, 33194 fax – 31858

BANDA ACEH

Banda Aceh, 28 Januari 2016

Nomor	:	070 / 067
Lampiran	:	1 (satu) Ekspl.
Sifat	:	Segera
H a l	:	**Penyampaian Rekomendasi Penelitian.**

Yang terhormat :

WALIKOTA BANDA ACEH

Cq. Kepala Badan Kesbangpol, Linmas dan
PB Kota Banda Aceh;

di_

TEMPAT.

1. Kami informasikan kepada Saudara bahwa dalam rangka memperlancar pelaksanaan kegiatan penelitian, bersama ini disampaikan rekomendasi penelitian Nomor : 070/066 tanggal 28 Januari 2016 atas nama lembaga **NONA RAHMAIDA PUETRI, S. Si** (Loka Penelitian dan Pengembangan Biomedis Aceh Badan Penelitian dan Pengembangan Kesehatan Kementerian Kesehatan RI), dengan Judul "Pengaruh Pemberian Ekstrak Etanol Daun kuda-kuda (Lannea grandis Engl) terhadap Perubahan Kadar Gula Darah Tikus Wistar yang Diinduksi Aloksan".

2. Demikian rekomendasi penelitian ini kami sampaikan, untuk menjadi bahan dan sekaligus dapat dipergunakan seperlunya, terima kasih.

An. KEPALA BADAN KESBANGPOL DAN LINMAS
SEKRETARIS,

T. NASRUDDIN, SE
PEMBINA
NIP. 196203161983031007

<u>Tembusan disampaikan Kepada Yang Terhormat :</u>
1. Bapak Menteri Dalam Negeri Cq. Dirjen Politik dan Pemerintahan Umum;
2. Bapak Gubernur Aceh (sebagai laporan);
3. Bapak Ketua DPRA;
4. Bapak Pangdam Iskandar Muda;
5. Bapak Kapolda Aceh;
6. Bapak Kajati Aceh;
7. Kepala Dinas Kesehatan Aceh;
8. Rektor Universitas Syiah Kuala Banda Aceh;
9. Kepala Dinas Kesehatan Kota Banda Aceh;
10. Dekan Fakultas MIPA Unsyiah;
11. Dekan Fakultas Kedokteran Hewan Unsyiah;
12. Kepala Loka Penelitian dan Pengembangan Biomedis Aceh Badan Penelitian dan Pengembangan Kesehatan Kementerian Kesehatan RI;
13. Yang bersangkutan. ---

Anexo 3 Autorização de investigação no laboratório químico da FMIPA Unsyiah

KEMENTERIAN RISET, TEKNOLOGI, DAN PENDIDIKAN TINGGI
UNIVERSITAS SYIAH KUALA
FAKULTAS MATEMATIKA DAN ILMU PENGETAHUAN ALAM
JURUSAN KIMIA
Jl. Tgk. Tanoh Abee No. 3 Darussalam – Banda Aceh 23111
Telp/Fax. : (0651)-7555264

SURAT KETERANGAN
Nomor : 249/ UN11.1.28.4/DT/2016

Ketua Jurusan Kimia Fakultas Matematika dan Ilmu Pengetahuan Alam Universitas Syiah Kuala dengan ini menerangkan bahwa :

No	Nama	NIP	Judul Penelitian
1	Nona Rahmaida Puetri, S.Si	198410012015032003	Pengaruh pemberian ekstrak etanol daun kuda-kuda (*Lannca grandis engl.*) terhadap perubahan kadar gula darah tikus wistar yang di induksi aloksan.

Adalah benar staf Loka Peneliti yang namanya tersebut di atas telah selesai melaksanakan penelitian pada Laboratorium Penelitian Jurusan Kimia FMIPA Unsyiah.

Demikian, atas perhatian dan kerjasama yang baik kami ucapkan terimakasih.

Mengetahui
Ketua Jurusan Kimia,

Dr. Muliadi Ramli, M.Si
NIP. 197303011998021001

Darussalam, 16 Mei 2016
Kepala Laboratorium Penelitian,

Dra. Murniana, M.Si
NIP. 196005121990022001

Anexo 4 Licença de investigação FKH Unsyiah

FAKULTAS KEDOKTERAN HEWAN UNIVERSITAS SYIAH KUALA
KANDANG BUDIDAYA HEWAN COBA
Jl. Tengku Hasan Krueng Kalee No. 4 Darussalam Banda Aceh 23111

No   : 28/BHC.FKH.USK/03/2016
Lamp   : -
Perihal   : Izin Penelitian

Yang Terhormat,

Kepala Badan Penelitian dan Pengembangan Kesehatan

Loka Penelitian dan Pengembangan Biomedis Aceh

di

Tempat

Dengan Hormat,

Sehubungan dengan surat saudara nomor : LB.02.01/11.5/087/06 tanggal 02 februari 2016 tentang permohonan izin penelitian atas nama Nona Rahmaida Puetri, S.Si, maka dengan ini Pengawas Kandang Budidaya Hewan Coba Fakultas Kedokteran Hewan Universitas Syiah Kuala memberikan izin untuk Penelitian di Kandang Hewan Coba sesuai dengan segala aturan yang berlaku di Universitas Syiah Kuala dan segala sesuatu yang menyangkut dengan kerusakan peralatan yang digunakan menjadi tanggung jawab yang bersangkutan (Nona Rahmaida Puetri ,S.Si)

Pengawas

Banda Aceh, 30 Maret 2016

(Dr. drh. Dasrul M.Si)
Nip. 19650310 199203 1 004

Anexo 5 Certificado de ensaio fitoquímico

KEMENTERIAN RISET, TEKNOLOGI DAN PENDIDIKAN TINGGI
UNIVERSITAS SYIAH KUALA
FAKULTAS MATEMATIKA DAN ILMU PENGETAHUAN ALAM
JURUSAN KIMIA
Jl. Tgk. Tanoh Abee No. 3. Darussalam – Banda Aceh 231111
Telp/Fax. (0651) 755264, Kode POS 23111

SURAT KETERANGAN
Nomor : 299/UN11.128.4/DT/2015

Nama	: Nona Rahmaida Puetri, S. Si
NIP	: 198410012015032003
Instansi	: Loka Penelitian dan Pengembangan Biomedis Aceh
Judul Penelitian	: Pengaruh Pemberian Ekstrak Etanol Daun Kuda-Kuda (*Lannea grandis engl.*) Terhadap Perubahan Kadar Gula Darah Tikus Wistar yang Diinduksi Aloksan.

Uji Fitokimia

Kandungan Kimia	Reagen	Ekstrak Daun Kuda-Kuda	Hasil Pengamatan
Alkaloid	Mayer	-	Endapan Putih
	Wagner	-	Endapan coklat
	Dragendorff	-	Endapan merah
Steroid	Uji Liebermann-Burchard	+	Hijau
Terpenoid	Uji Liebermann-Burchard	+	Merah
Saponin	Pengocokan	+	Berbusa
Flavonoid	0,5 g Mg dan HCl	+	Merah muda
Tanin	$FeCl_3$	+	Hijau kehitaman
Fenolik	Etanol + $FeCl_3$	+	Biru Kehitaman

Keterangan : (+) menunjukkan hasil positif dan (-) menunjukkan hasil negative.

Darussalam, 12 Mei 2016
Kepala Laboratorium Penelitian

Mengetahui,
Ketua Jurusan Kimia

Dr. Muliadi Ramli, M.Si
NIP. 197303011998021001

Dra. Murniana, M.Si
NIP. 196005121990022001

Anexo 6 Dados da análise de variantes

Factores entre sujeitos

		Value Label	N
circumstances	1	Normal	25
	2	after Injection	25
	3	7 days of administration of treatment	25
	4	14 days giving treatment	25
Examination	1	Positive control	20
	2	Negative control	20
	3	Extract Treatment 1	20
	4	Treatment Ektsrak 2	20
	5	Extract Treatment 3	20

Estatísticas descritivas

Variável dependente: Níveis de açúcar de valor

circumstances	Examination	mean	Std. deviation	N
Normal	Positive control	86.60	110.895	5
	Negative control	94.60	97.323	5
	Extract Treatment 1	167.40	163.016	5
	Treatment Ektsrak 2	44.40	18.474	5
	Extract Treatment 3	124.00	168.520	5
	Total	103.40	120.786	25
after Injection	Positive control	147.00	46,000	5
	Negative control	372.20	4.087	5
	Extract Treatment 1	380.80	3,633	5
	Treatment Ektsrak 2	376.20	49,600	5
	Extract Treatment 3	391.80	15.881	5
	Total	333.60	99.610	25
7 days of administration of treatment	Positive control	101.80	30.606	5
	Negative control	100.40	10.877	5
	Extract Treatment 1	90.80	21.064	5
	Treatment Ektsrak 2	68.60	8.620	5
	Extract Treatment 3	81.60	15.994	5
	Total	88.64	21.556	25
14 days giving treatment	Positive control	47.00	9.849	5
	Negative control	45.40	11.149	5
	Extract Treatment 1	48.20	22.253	5
	Treatment Ektsrak 2	42.40	2.966	5
	Extract Treatment 3	32.20	15.659	5
	Total	43.04	14.010	25
Total	Positive control	95.60	67.826	20
	Negative control	153.15	139.160	20
	Extract Treatment 1	171.80	151.796	20
	Treatment Ektsrak 2	132.90	146.592	20
	Extract Treatment 3	157.40	162.870	20
	Total	142.17	137.626	100

Teste de Levene da igualdade das variâncias dos erros

Variável dependente: Níveis de açúcar de valor

F	DF1	DF2	Sig.
6.631	19	80	, 000

Testa a hipótese nula de que a variância do erro da variável dependente é igual entre os grupos.

a. Conceção: Interceção + Fator_B + Fator_A + Fator_B * Fator_A

Testes de efeitos entre sujeitos

Variável dependente: Níveis de açúcar de valor

fonte	Soma de quadrados de tipo III	df	Quadrado médio	F	Sig.
Modelo corrigido	1,536E6	19	80851.943	19.082	, 000
interceção	2,021,230.890	1	2,021,230.890	477.033	, 000
Faktor_B	1,271,019.390	3	423,673.130	99.992	, 000
Faktor_A	69702.960	4	17425.740	4,113	, 004
Faktor_B * Faktor_A	195,464.560	12	16288.713	3.844	, 000
Erro	338,967.200	80	4237.090		
Total	3,896,385.000	100			
corrigido Total	1,875,154.110	99			

a. R ao quadrado =, 819 (R ao quadrado ajustado =, 776)

3. Circunstâncias * Inspeção

Variável dependente: Níveis de açúcar de valor

circunstâncias	Exame	média	Erro Std.	Intervalo de confiança de 95%	
				Limite inferior	Limite superior
Normal	Controlo positivo	86.600	29.110	28.668	144.532
	Controlo negativo	94.600	29.110	36.668	152.532
	Extrato Tratamento 1	167.400	29.110	109.468	225.332
	Tratamento Ektsrak 2	44.400	29.110	-13.532	102.332
	Extrato Tratamento 3	124,000	29.110	66.068	181.932
após a injeção	Controlo positivo	147,000	29.110	89.068	204.932
	Controlo negativo	372.200	29.110	314.268	430.132
	Extrato Tratamento 1	380.800	29.110	322.868	438.732
	Tratamento Ektsrak 2	376.200	29.110	318.268	434.132
	Extrato Tratamento 3	391.800	29.110	333.868	449.732
7 dias após a administração do tratamento	Controlo positivo	101.800	29.110	43.868	159.732
	Controlo negativo	100.400	29.110	42.468	158.332
	Extrato Tratamento 1	90.800	29.110	32.868	148.732
	Tratamento Ektsrak 2	68.600	29.110	10.668	126.532
	Extrato Tratamento 3	81.600	29.110	23.668	139.532
14 dias de tratamento	Controlo positivo	47,000	29.110	-10.932	104.932
	Controlo negativo	45.400	29.110	-12.532	103.332
	Extrato Tratamento 1	48.200	29.110	-9.732	106.132
	Tratamento Ektsrak 2	42,400	29.110	-15.532	100.332
	Extrato Tratamento 3	32,200	29.110	-25.732	90.132

Anexo 7 Actividades de investigação fotográfica

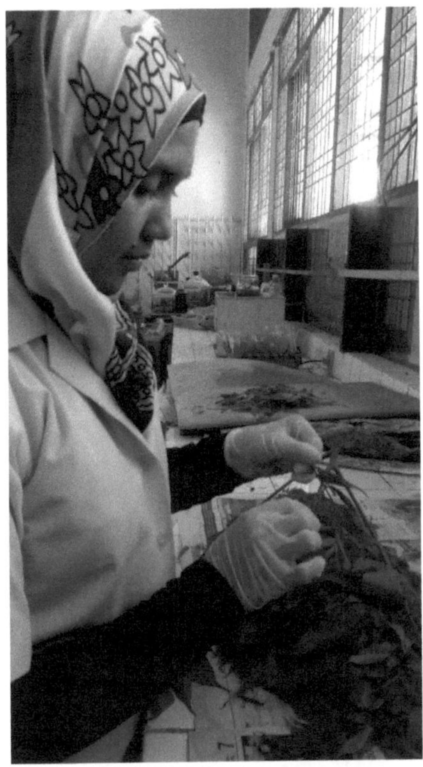

Separação das folhas de Kuda-kuda do caule

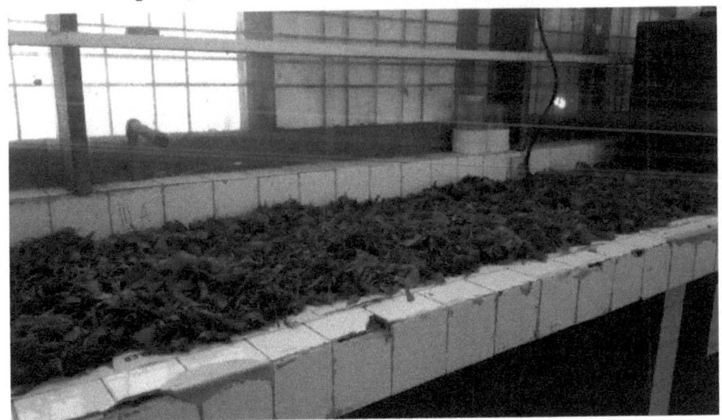

Processo de secagem das folhas de kuda-kuda *(Lannea grandis* Engl.)

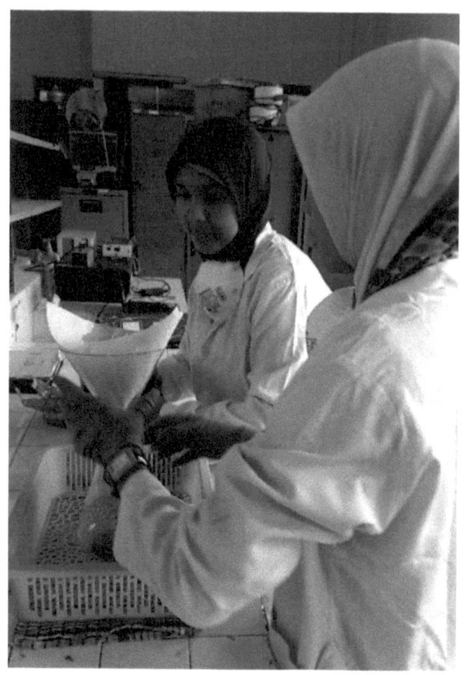

Filtragem da marinada de folhas de kuda-kuda para posterior evaporação

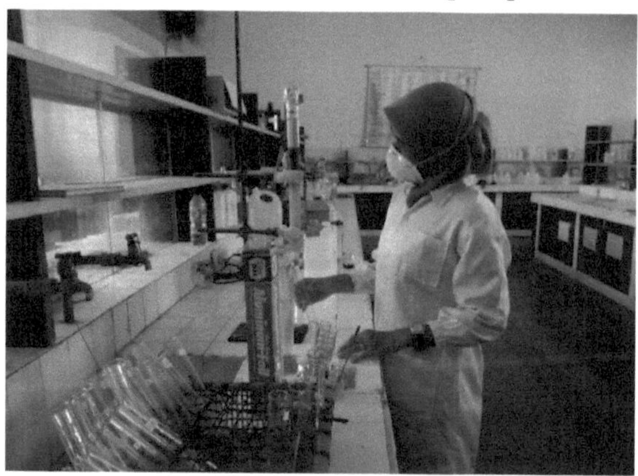

Separação da fração de folhas de Kuda-kuda

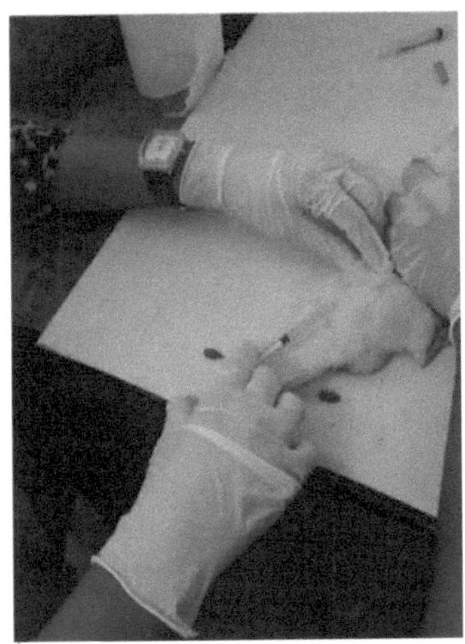

Injeção de Alloxan

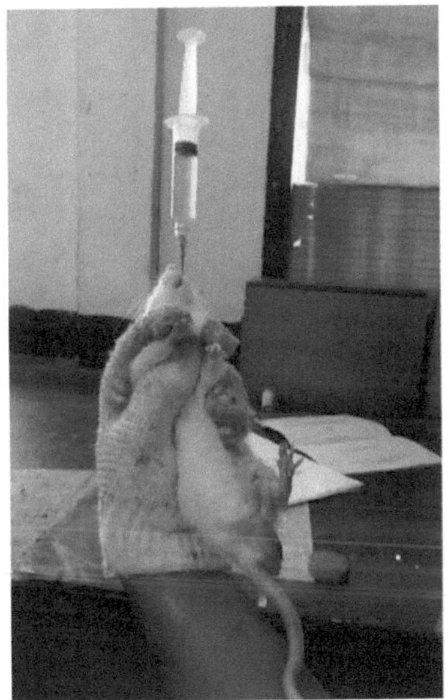

Tratamento com sonda

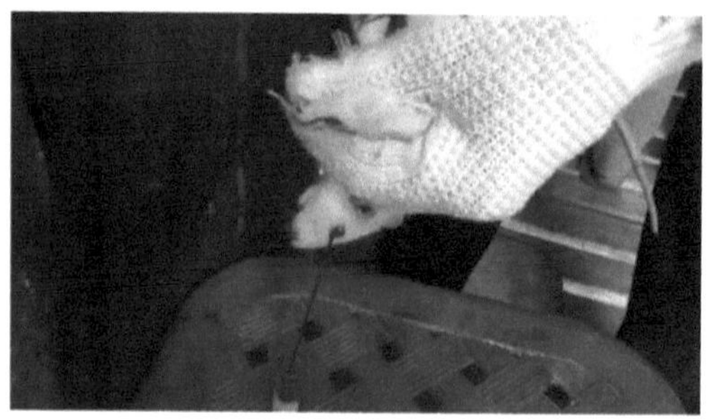

Colheita de sangue com pipeta microcapilar

Anexo 8 Resultados Medição dos níveis de glucose no sangue de ratos Wistar

grupo de tratamento	para-rat	Ratos Wistar Glicose no sangue (mg / dl)		
		pré-teste	Pós-teste I	Pós-teste II
P1 (Controlo Negativo se destilado)	1	376	93	42
	2	367	100	47
	3	369	116	30
	4	373	88	61
	5	376	105	47
	Média	372.2	100.4	45.4
P2 (Controlo Positivo Metformina 250mg / KgBW)	1	124	99	56
	2	118	145	54
	3	140	84	48
	4	228	65	46
	5	125	116	31
	Média	147	101.8	47
P3 (extrato de folha de cavalo 50mg / KgBW)	1	377	114	30
	2	383	95	34
	2	385	60	86
	4	382	81	44
	5	377	140	47
	Média	380.8	98	48.2
P4 (extrato de folha de cavalo 100mg / KgBW)	1	349	62	39
	2	352	69	42
	2	382	62	47
	4	460	67	43
	5	338	83	41
	Média	376.2	68.6	42.4
P5 (extrato de folha de cavalo 150mg / KgBW)	1	384	61	46
	2	384	72	48
	2	395	81	35
	4	418	93	14
	5	378	101	18
	Média	391.8	81.6	32.5

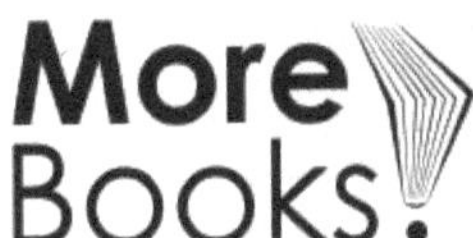

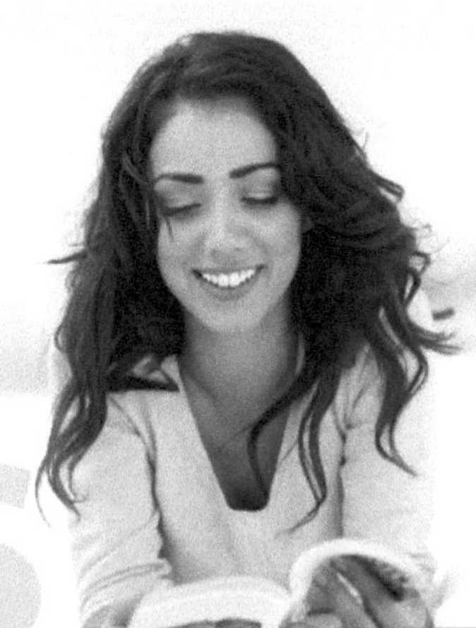

yes **I want** morebooks!

Buy your books fast and straightforward online - at one of world's fastest growing online book stores! Environmentally sound due to Print-on-Demand technologies.

Buy your books online at
www.morebooks.shop

Compre os seus livros mais rápido e diretamente na internet, em uma das livrarias on-line com o maior crescimento no mundo! Produção que protege o meio ambiente através das tecnologias de impressão sob demanda.

Compre os seus livros on-line em
www.morebooks.shop

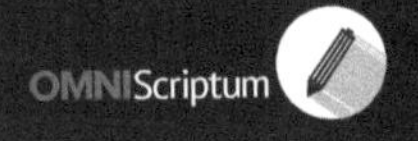

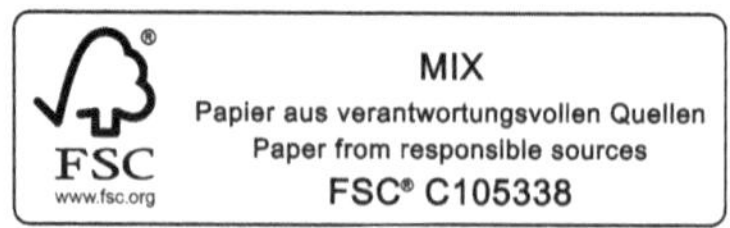

Printed by Books on Demand GmbH, Norderstedt / Germany